Td 509.

LE CHOLÉRA

ET

LE CONGRÈS SANITAIRE

DIPLOMATIQUE INTERNATIONAL

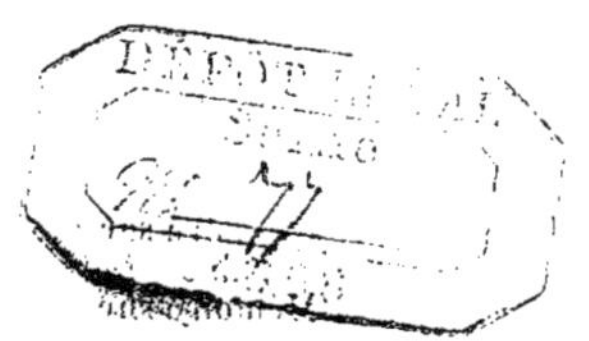

TRAVAUX DU MÊME AUTEUR

Traité théorique et pratique des maladies de l'oreille et des organes de l'audition. Paris, 1860, in-8°, 665 p.

Mémoire sur la nécessité de réunir un congrès sanitaire universel, afin d'aviser aux moyens d'arrêter la marche du choléra. (*Académie de médecine,* 1850.)

Nouvelle exposition des mouvements de la chaîne des osselets de l'ouïe sous l'influence du muscle interne du marteau et de l'étrier. Montpellier, 1854, in-8°, 14 p. (*Journal des sciences médicales de Montpellier.*)   50 c.

Mémoire sur l'influence du climat d'Alger dans la phthisie pulmonaire. (*Académie de médecine,* 1857.)

Mémoire sur quelques points scientifiques touchant la province de Constantine et sur le mode de propagation du choléra qui y régna en 1857. (*Académie de médecine.*)

Géographie médicale d'Alger et de ses environs. Alger, 1859, in-8°.

Relation de la pêche du corail à la Calle. (*Revue de Paris,* 1858.)

Mémoire sur quelques cas de surdité guérie au moyen du cathétérisme forcé des trompes d'Eustache, de la perforation du tympan et de l'emploi d'une pompe pneumatique. (*Académie de médecine,* 1843.)

Quelques expériences sur l'eau hémostatique de Brocchieri prouvant son inefficacité sur l'homme. (*Académie des sciences,* 1844.)

Deux expériences tendant à prouver que la décapitation entraîne instantanément la mort. (*Académie dee sciences,* 1844.)

Réflexions sur l'Algérie. Paris, 1846, in-8°.

Mémoire sur quelques blessures du cerveau pris sur le champ de bataille, tendant à prouver que les lobes antérieurs sont le siége de la parole. (*Union médicale,* 1847.)

Nouveau mode de recrutement militaire. Bayonne, juin 1848.

Mémoire sur le mode de transmissibilité du choléra, à Arras, en 1849. (*Union médicale,* 1850.)

Nouveau projet de réforme à introduire dans le recrutement de l'armée. Paris, 1850.

Mémoire sur la transmission des ondes sonores à travers les parties solides de la tête, servant à juger le degré de sensibilité des nerfs acoustiques. Paris, 1851, in-8°, 24 p. (*Cazette des hôpitaux,* mai 1851.)   1 fr.

Mémoire sur les polypes de l'oreille et sur une nouvelle méthode opératoire pour obtenir leur guérison. Paris, 1851, in-8°, 40 pages, avec 2 planches.   1 fr.

Mémoire sur un cas de bec-de-lièvre double très-compliqué, opéré et guéri par un nouveau procédé opératoire. (*Académie de médecine,* 1852.)

De la surdi-mutité, discours prononcé à l'Académie impériale de médecine. Paris, 1855, in-8°, 54 p. (*Bulletin de l'Académie de médecine,* t. XVIII, p. 685 et 835)   1 fr.

Mémoire sur un nouveau mode d'occlusion des yeux dans le traitement des ophthalmies en général. Paris, 1856, in-8°, 92 p. (*Bulletin de l'Académie de médecine,* t. XXI.)   2 fr.

Mémoire sur les trombes de mer, avec une nouvelle théorie sur la formation de ce curieux phénomène. (*Académie des sciences,* 1859.)

Paris. — Typographie HENNUYER ET FILS, rue du Boulevard, 7.

LE CHOLÉRA

ET

LE CONGRÈS SANITAIRE

DIPLOMATIQUE INTERNATIONAL

PAR LE DOCTEUR

J.-P. BONNAFONT

Ex-médecin principal à l'Ecole impériale d'application d'état-major,
et à l'état-major général de la première division militaire,
Officier de la Légion d'honneur et de l'ordre de Léopold (Belgique),
et de Notre-Dame de la Conception de Portugal;
Membre correspondant de l'Académie impériale de médecine de Paris;
de l'Académie royale de médecine de Madrid,
et président de la Société médicale de l'Elysée, etc.

PARIS

J.-B. BAILLIÈRE ET FILS

LIBRAIRES DE L'ACADÉMIE IMPÉRIALE DE MÉDECINE
rue Hautefeuille, 19

LONDRES | NEW-YORK
HIPPOLYTE BAILLIÈRE, 219, REGENT-STREET | BAILLIÈRE BROTHERS, 440, BROADWAY

MADRID, C. BAILLY-BAILLIÈRE, PLAZA DEL PRINCIPE ALFONSO, 8

1866

LE CHOLÉRA

ET

LE CONGRÈS SANITAIRE

DIPLOMATIQUE INTERNATIONAL

Une question des plus graves, des plus généreuses et des plus humanitaires vient, par l'initiative du gouvernement français, de faire son apparition dans le monde. Nous voulons parler du congrès diplomatique, ayant pour mission d'aviser aux moyens d'arrêter les invasions du choléra. Si ces sortes de réunions ont paru souvent suspectes aux populations, il n'en sera pas de même de celle-ci; les gouvernements qui y prendront part, et tous, il faut l'espérer, se rendront à cet appel, peuvent être certains de la sympathie des peuples, puisque le but final des négociations est de protéger la santé générale et avec elle toutes les prérogatives qui s'y rattachent. Mais cette question n'est peut-être pas aussi facile à résoudre qu'on le suppose; car, quelles que soient les mesures à exécuter, il surgira des difficultés inhérentes à un sujet si complexe. C'est donc en prévision des divers incidents qui pourraient se présenter qu'il importe que tous ceux qui ont fait de cette question une étude spéciale, fassent connaître leurs idées et le résultat de leurs observations, afin de mettre les membres du congrès plus facilement en mesure de trouver une solution.

Disons de suite que de tous les siècles qui ont précédé le nôtre, aucun sans contredit n'aura laissé, au point de vue humanitaire et social, des traces aussi profondes de son passage. C'est que les peuples plus instruits, et mis par la vapeur, les voies ferrées et le télégraphe, en relations plus fréquentes, ont compris, et comprendront mieux encore dans l'avenir, la solidarité qui les unit dans toutes les phases de leur existence.

N'est-ce pas du besoin qu'éprouvent les hommes de mieux se connaître et du libre échange intellectuel, que sont nés ces assauts scientifiques et industriels, où les peuples viennent apprendre ce qu'ils savent moins ou communiquer aux autres ce qu'ils savent mieux? Ces tournois de l'intelligence auxquels toutes les nations se rendent avec empressement, auront nécessairement pour but principal le perfectionnement moral, le bien-être social et une protection réciproque de leurs intérêts.

Mais dans toutes ces réunions, dans tous ces concours, il est facile de voir qu'on ne s'occupe que de l'homme en santé et de tout ce qu'il peut faireou produire, tandis qu'on néglige un peu trop la prophylaxie, question principale cependant, et sans laquelle toutes les autres resteraient à l'état de lettre morte. Car, comme l'a judicieusement dit le poëte philosophe Martial : *Non est vivere, sed valere vita.* Il est malheureusement trop vrai que partout où l'homme se trouve, il est entouré d'éléments contraires à sa santé, et sa vie se passe dans une lutte continuelle pour neutraliser leur fâcheuse influence.

Nous n'avons certes pas la prétention d'indiquer les moyens qui puissent l'empêcher de tomber malade ; mais s'il est des maladies inhérentes à tous les climats et auxquelles l'homme ne pourra jamais se soustraire, car il doit mourir, il en est du moins un très-grand nombre dont il peut se garantir : ce sont les plus meurtrières et celles qui, dans un court espace de temps, exercent les plus grands ravages. Je veux parler des épidémies.

L'histoire de l'humanité nous apprend que les peuples ont été, à des époques plus ou moins fréquentes, décimés par des maladies épidémiques. Mais la même histoire nous enseigne aussi que la gravité de ces fléaux a été toujours en raison du degré de barbarie ou de civilisation des peuples, et de la culture plus ou moins négligée ou avancée du sol.

Donc toutes les épidémies, quel que soit leur caractère, sont le résultat de causes qui naissent dans le sol, s'y élaborent et s'en dégagent, dans des conditions déterminées ; c'est là une vérité incontestable qui se prouve par l'étude qu'on peut faire de la marche et du caractère des maladies.

C'est afin de mieux le prouver que j'ai réuni les renseignements qui forment ce mémoire, où je rappelle le projet que j'avais élaboré après le choléra de 1849, alors que j'étais médecin en chef de l'hôpital militaire d'Arras, que je communiquai au corps scientifique de cette ville en 1853, et qui ne devait se réaliser qu'en 1865, par suite de l'apparition, comme je l'avais prévu, d'une nouvelle épidémie. On verra que les mesures proposées à cette époque sont absolument les mêmes que celles qui paraissent devoir être adoptées à présent. Voici ce que je disais.

Le choléra, qui en 1832 a exercé ses affreux ravages sur presque toute la surface du globe ; qui en 1849 et 1852 a renouvelé ces sinistres, en plongeant dans le deuil plus de la moitié de l'espèce humaine, et qui nous menace de nouveau de ses lugubres pérégrinations, a-t-il assez préoccupé les gouvernements ? La société elle-même s'est-elle assez émue de ce fléau destructeur qui la menace constamment lorsqu'il ne la dévore pas ? Gouvernements et peuples ont-ils fait tous leurs efforts pour entraver sa marche et paralyser ses funestes effets ? Nous ne le pensons pas ; il serait par trop décevant de demeurer sur cette pensée que rien ne peut calmer ni enrayer la marche de ce monstre toujours prêt à lancer son venin d'un pôle du monde à l'autre. On peut se rendre compte jusqu'à un certain point de l'indifférence où toute l'Europe est restée à l'égard du choléra depuis sa première apparition ; car dès qu'une couche de gazon, arrosée par d'abondantes larmes, a recouvert la tombe de ses nombreuses victimes, la société, laissant échapper un dernier cri de douleur et espérant que des siècles la sépareraient d'une nouvelle irruption, s'est livrée à ses travaux, à ses joies et à ses plaisirs, sans que le souvenir de cette épidémie les ait troublés un seul instant. Et cependant tandis que tous les peuples vivaient dans cette quiétude, le monstre s'était replié sur lui-même pour, se plongeant dans les boues infectes du delta du Gange, ou d'autres marais infectés du principe épidémique, aller se gonfler d'un nouveau venin et le répandre quelques années après sur cette même société qu'il avait déjà si cruellement maltraitée.

Mais cette indifférence ne devait pas toujours durer, et de nos jours nous nous apercevons de l'intérêt qu'inspire tout ce qui se rattache au choléra.

Afin de mieux édifier le lecteur sur la marche de cette épidémie, disons, en deux mots, ce que l'histoire nous enseigne :

De temps immémorial on savait que le choléra existait dans l'Inde ; mais le peu de rapports que l'Europe avait avec ce pays n'avait pas permis d'avoir des idées bien exactes ni sur la nature ni sur l'intensité de cette maladie. Ce ne fut que vers le commencement du dernier siècle qu'on acquérait la preuve que non-seulement le choléra, cette affection si rare en Europe, existait constamment dans l'Inde, mais que ses épidémies meurtrières sévissaient avec une grande intensité dans toutes les contrées. Telles sont les épidémies observées par Paisley à Trinconnale, en 1773 ; par Sonnerat, à Coromandel, en 1780 ; et par plusieurs médecins qui signalèrent celles observées à Meurice, à Gajan, à Calcutta, à Arcott, en 1781 et 1787. Depuis cette date jusqu'à 1815, le choléra se replie et reste confiné dans ses limites originaires, tout en décimant de temps en temps les malheureux Indiens.

Tout à coup, en 1817, il franchit ses limites et se montre à Jenore, à Malacca, à Java, où sur quatre millions d'habitants, il en fait périr quatre cent mille ; à Bénarès, à Bornéo, au Bengale, depuis Calcutta jusqu'à Bombay (1818). De là, il passe aux îles Moluques, à celles de France et de Bourbon (1819), dans l'empire des Birmans et dans la Chine, où il s'étend depuis Canton jusqu'à Pékin (1820). Bientôt s'avançant vers l'ouest et le nord, il vient en Perse (1821) et de là dans l'Arabie, à Bassora, à Bagdad ; deux ans après, en 1823, il paraît au pied du Caucase, sur les bords de la mer Caspienne et dans la Sibérie (1826), vers les régions polaires ; il pénètre dans le cœur de la Russie, où de nombreuses victimes signalent sa présence, à Saint-Pétersbourg et à Moscou (1830).

L'année suivante, il envahit successivement en Afrique, l'Egypte, en Europe, la Pologne, la Gallicie, l'Autriche, la Bohême, la Hongrie, la Prusse (1831), et continuant toujours ses effrayants progrès, il traverse la mer, se montre en Angleterre, d'où, franchissant le détroit, il passe en France, se montre à Calais (15 mars 1831) et bientôt à Paris (6 janvier 1832). Après avoir parcouru dans ce voyage de géant, plus de trois millions de lieues carrées, il ne devait pas cependaut borner là sa course ; il ravage plusieurs départements de la France, paraît bientôt à New-York, dans le Canada, à Philadelphie, dans la Louisiane, à la Nouvelle-Orléans (Michel Alphen, 1833-1835), à la Havane (février 1833), dans le Portugal à Lisbonne, en Espagne à Séville, à Cordoue, à Grenade, à Malaga (1833), à Madrid (1834). Il ravage de nouveau les provinces méridionales de la France (1835) et l'Algérie; se manifeste en Italie, à Gênes (1836), à Naples, à Rome (1837). (Delaberge et Monneret, *Compendium de médecine*, p. 265).

Cette énumération de chiffres et de noms, qu'il serait facile de grossir, prouve que les avertissements ne nous manquèrent pas; mais, si furieuses qu'on les peignît aux Européens, ces épidémies sévissant à 3,000 lieues de nous, dans des contrées si différentes des nôtres par le climat, ne provoquèrent longtemps d'autre sentiment que celui de la curiosité. La distance est comme le passé, a dit Buffon : celle qui nous séparait du choléra asiatique était assez grande pour qu'on crût n'avoir jamais rien à redouter de ses atteintes ; personne enfin ne craignait que ces épidémies de plus en plus multipliées depuis quarante ans, ne nous concernassent

jamais directement, lorsque l'extension démesurée
de celle qui commença à Djessore, en 1817, près
des bouches du Gange, vint troubler cette sécurité
et révéler au monde que les secousses précédentes
n'étaient que les préludes d'une catastrophe qui le
menaçait tout entier. Cette fois les craintes ne furent
pas exagérées. Du théâtre habituel de ses ravages, le
choléra fit irruption dans tous les sens, et, débor-
dant de contrées en contrées, se répandit sur toute
la surface du globe, dont aujourd'hui, après 50 ans,
il a fait le tour et pris plusieurs fois possession :
catastrophe sans égale dans les annales du monde ;
car il s'en faut que ce que nous savons de l'apparition en Europe de la peste et de la variole égale en
gravité les désastreux événements dont nous avons
été, et dont nous serons encore malheureusement
les témoins.

La nouvelle épreuve que subit en ce moment l'Europe suffira-t-elle pour faire comprendre à la société les efforts qu'elle doit faire afin de prévenir son
retour? Nous n'osons le croire, tant l'indifférence est
à craindre pour toutes les mesures générales dont le
but n'est pas restreint à un seul peuple ou mieux, à
une seule localité. Ne soyons pourtant pas injuste,
et reconnaissons que les gouvernements ont organisé
dans toutes les villes des conseils d'hygiène et de salubrité, dont la mission est de rechercher et de faire
disparaître les causes qui peuvent favoriser la marche et l'apparition du choléra. Cela est fort louable,
sans doute, car toutes les mesures propres à amé-

liorer la condition hygiénique des peuples doivent être l'objet d'une reconnaissance envers les autorités qui les dirigent et qui en surveillent l'exécution. Mais tous ces moyens prophylactiques sont-ils conçus avec cette homogénéité de vues que comporte un sujet aussi sérieux? Y a-t-il enfin (le choléra étant le même partout) entente entre les peuples et les divers gouvernements sur les moyens d'arrêter le fléau? Je ne sache pas que la diplomatie se soit guère préoccupée de cet ennemi commun, et cela probablement parce qu'aucune puissance n'a rien à y gagner au détriment de ses voisins, et que son mouvement une fois commencé, ne peut être arrêté ni par des canons ni par des protocoles. Eh bien! selon nous, le choléra doit devenir une question diplomatique, si on veut le faire disparaître de la surface du globe. Il serait curieux de voir les différents cabinets s'occuper d'hygiène; mais après tout, cela serait aussi édifiant et plus humanitaire que de chercher à résoudre combien de mille hommes et de projectiles il faudrait pour saccager une ville et ruiner toute une population. On sera peut-être étonné de voir comment nous voulons faire intervenir les gouvernements contre cette épidémie? Le voici : Il est bien entendu maintenant que le choléra est natif de l'Inde, où il se trouve à l'état endémique, comme les miasmes entretiennent la fièvre intermittente en Afrique, la fièvre jaune en Amérique, etc. La contrée de l'Inde, la seule qui recèle, ou du moins celle qui recèle plus particulièrement le poison

cholérique, est bien certainement celle qui est arrosée, et souvent inondée par les innombrables
ramifications que forme le Gange avant de se jeter
dans le golfe du Bengale. Cet énorme delta, qui
n'a pas moins de 200 kilomètres de côtes, et 3,650
de superficie, qui ressemble à une mer de fange
soulevée par des vents furieux, est traversé par des
courants rapides et coupé d'îles inondées. C'est dans
cet immense cloaque que l'arbre destructeur pousse
ses nombreuses racines, suce le venin pestilentiel,
d'où ensuite, étendant ses branches gigantesques
sur toute la surface du globe, y exhale son poison
délétère. Est-ce à dire pour cela que le principe de
cette épidémie n'existe maintenant que dans le delta
du Gange? Non, sans doute! car les nombreuses
apparitions qu'il a faites sur les différentes régions
du continent, ainsi que sa marche irrégulière, dé-
montrent, à n'en pas douter, que le choléra peut
avoir laissé partout où le sol lui paraissait favo-
rable, les germes suffisants pour provoquer, sous
l'influence de causes que malheureusement il nous
est impossible d'apprécier, de nouvelles irruptions
épidémiques.

Aussi, en dehors de ce vaste delta fangeux, quelles
sont les contrées où le miasme cholérique paraît
séjourner plus particulièrement, et où l'épidémie a
fait irruption avant de venir parmi nous? Toujours
elle a commencé ses ravages dans les contrées à demi
barbares, où le sol, dépourvu d'une population suffisante pour le mettre en culture, est livré à toutes

les vicissitudes atmosphériques et présente de nombreuses flaques d'eau où viennent naître, mourir et se putréfier tant d'espèces d'animaux et de végétaux.

N'est-ce pas des steppes de Tartarie, de Crimée et des pays voisins, toutes contrées où l'hygiène est inconnue, que le choléra nous est venu constamment depuis qu'il a franchi les frontières de l'Inde ? En un mot, le choléra ressemble, permettez-moi cette comparaison, à ces plantes parasites qui, fixées au sol par de profondes racines, s'attachent nonobstant aux arbres par des serres très-fines pour y puiser une part nécessaire à leur nutrition. De même le choléra plongeant ses suçoirs dans les boues infectes du delta du Gange, a laissé, en parcourant le globe, de profondes ramifications dans les contrées les plus favorables à sa conservation.

Ce principe, dont la vérité résulte de tous les travaux écrits sur la marche et les causes du choléra, une fois admis, les moyens d'en diminuer et peut-être d'en neutraliser les effets s'offrent naturellement à l'esprit.

C'est encore à l'hygiène, ce vaste critérium sanitaire, qu'il faut nécessairement emprunter les moyens plus efficaces pour atteindre ce but. Si, comme l'a dit M. de Salvandy, alors ministre de l'instruction publique, la corporation des médecins est un corps savant, un révélateur inattendu à la redoutable assistance duquel est confiée non-seulement l'hygiène privée, mais encore l'hygiène publique ; tâchons de nous élever à la hauteur de cette définition à propos d'un fléau le plus meurtrier qui ait jamais plané sur l'espèce humaine, et de démontrer aux peuples moins instruits que, si terrible que soit cette épidémie, les études médicales et hygiéniques nous offrent quelques ressources pour en atténuer les effets.

Tous les deuples semblent bien rivaliser de zèle pour arrêter la marche de l'épidémie ; mais les mesures hygiéniques prises et exécutées par chaque gouvernement, par chaque province ou par chaque commune, *à l'apparition seulement du danger*, ne peuvent avoir d'autres résultats en élaguant quelques branches du gigantesque rameau cholérique, que de modifier faiblement leur délétère influence. Tandis que le tronc principal étant épargné, ainsi que ses nombreuses racines, la séve épidémique, profitant de quelques années de quiétude où les peuples seront restés plongés, reprendra son essor sur les différentes parties du globe, et y produira d'aussi déplorables effets. En un mot, toutes ces mesures ressemblent à celles d'un agronome qui, pour se débarrasser du voisinage d'un arbre dont l'ombre gêne la végétation, se contente d'élaguer tous les ans les nouvelles pousses, au lieu de faire tomber le tronc tout entier en creusant le sol pour atteindre ses racines.

Nous ne pouvons, dans cette simple notice, entrer dans de plus grands détails; mais nous aurons parfaitement rendu notre pensée en disant que toutes les contrées de l'Europe, la France même, qui, dans les temps primitifs, était infestée par des maladies périodiques et meurtrières, ont vu peu à peu et à mesure que l'homme s'est emparé du sol pour mieux le cultiver, et faire ainsi disparaître les parties marécageuses, les maladies suivre ces phases salutaires de culture, diminuer à mesure que l'autre avançait, et disparaître enfin complétement.

Le projet que nous proposons nous semble donc être le plus en rapport avec la gravité et l'importance du sujet ; son exécution, tout en répandant la sécurité sur les populations, aurait en outre l'avantage de produire un assainissement d'où résulterait nécessairement une grande salubrité des lieux, ainsi que la disparition de presque toutes les maladies épidémiques. Nous sommes de ceux qui croient que les maladies de ce genre, simples ou graves, dépendent toutes des émanations du sol, tenues en suspension dans l'air qui leur sert de véhicule, et dont l'action est rendue plus ou moins malfaisante, suivant que l'élévation ou l'abaissement de la température concentre ou éloigne les molécules miasmatiques. En résumé, nous pensons que sans émanations malsaines du sol, l'air, dans toutes ses variations ne saurait jamais produire de maladies épidémiques graves. Or, comme toute émanation infecte suppose une fermentation, et que celle-ci ne peut s'opérer que par le mélange de matières organiques animales et végétales accumulées dans les eaux stagnantes, desséchez complétement celles-ci ou inondez-les de même, et vous détruirez la source de toutes les maladies qui en sont la conséquence.

Cette idée sur la spécialité des miasmes paludéens est la seule qui permette de se rendre compte de toutes les bizarreries de leurs productions et de les expliquer, ainsi que les caprices que l'épidémie affecte dans sa propagation.

Supposons donc, et cela pour être conséquent avec notre idée, que les miasmes se dégageant du delta du Gange ou de tout autre point infect de l'Inde, soient surpris par un courant d'air ; celui-ci, suivant sa force d'impulsion, et surtout la hauteur où la masse miasmatique se trouvera, les transportera à une distance plus ou moins grande du point d'origine. Et, vérité maintenant incontestable, cette translation se fera de préférence en suivant les vallées, les cours des eaux, en un mot là où les courants atmosphériques règnent et s'entretiennent plus facilement. Or, comme c'est dans ces mêmes conditions que se trouvent les terrains les plus bas, les plus humides, les plus marécageux, et par conséquent ceux qui ont le plus d'analogie avec celui où l'élément épidémique a pris naissance, il en résulte que les miasmes, en s'abattant et en séjournant dans ces lieux, peuvent y puiser de nouveaux éléments de force reproductive. Convaincus de cette vérité, nous pensons que si les miasmes, au lieu d'avoir une prédilection pour ces contrées, planaient, en s'échappant du centre d'infection, sur des terrains assainis et cultivés, ils y perdraient bien plus vite leur puissance épidémique et la faculté surtout de se reproduire.

Cependant l'épidémie ne borne pas ses effets dans les contrées basses et humides, puisqu'elle sévit parfois aussi sérieusement sur les populations qui habitent des plateaux élevés et parfaitement cultivés. Cela est vrai ; mais, et ici nous pourrions citer de nombreux exemples, dans ce dernier cas, l'épidémie ne se montre que par rafales : elle bondit, si je peux m'exprimer ainsi, d'un point à un autre, sans s'y arrêter longtemps, et ne s'y propage jamais d'une manière régulière comme dans les contrées riveraines des vallées ou des cours d'eau. Enfin, dans les points un peu élevés, l'épidémie ne se montre qu'exceptionnellement, et quels que soient les ravages qu'elle y commette, elle ne s'y arrête jamais longtemps. Cette circonstance, toute d'observation, prouve que, si nombreuses que soient les personnes atteintes, l'épidémie ne trouve pas longtemps, dans les émanations individuelles, l'élément nécessaire à sa propagation.

Voici, du reste, comment nous nous rendons compte de la marche progressive de l'épidémie : dès que les miasmes, dégagés par une cause quelconque du foyer infect, sont parvenus à une certaine hauteur, ils obéissent pendant le jour, et tant que la température est assez élevée pour les tenir en suspension, à tous les courants atmosphériques qui, selon la force de leur impulsion, peuvent les transporter à de grandes distances, sans laisser trace de leur passage. Mais dès que la température s'abaisse, les miasmes se condensent dans les mêmes proportions, deviennent plus pesants et, obéissant à la loi qui régit tous les corps, tout ou partie de cette masse ambulante s'abattra sur le sol. Tous les médecins ont pu observer que le choléra se déclare bien plus souvent la nuit que le jour, et que bien peu de personnes en sont atteintes pendant que le soleil lance ses rayons verticaux sur l'horizon : c'est ainsi, du reste, que se comportent tous les miasmes qui produisent la fièvre jaune et les fièvres intermittentes. Pendant notre long séjour en Afrique, nous avons observé que les premiers accès de fièvre se déclarent presque toujours avant le lever ou après le coucher du soleil : dans la journée les miasmes sont trop raréfiés par la chaleur pour que leur contact puisse produire une infection suffisante à la manifestation de l'accès, à moins que l'atmossphère n'en soit sursaturée. Si le nuage miasmatique ou les animalcules rencontrent un centre de population, l'épidémie s'y déclarera. S'ils s'abattent dans une localité salubre, bien cultivée et non habitée, ils y perdront bientôt leur propriété épidémique ; si, au contraire, en atteignant le sol, ils rencontrent un terrain marécageux, ils pourront y séjourner quelques jours ou quelque temps, et là, se combinant avec les autres éléments déjà infects contenus dans ces terrains, ils y puiseront de nouveaux moyens propres à activer et à entretenir la propagation de l'épidémie. Tous ces incidents, constituant de nouveaux centres d'infection, l'élémentépidémique s'en échappera comme de sa source première, et pourra se comporter de même durant toute sa marche de contrées en contrées, jusqu'à ce qu'une puissance survenue dans les régions atmosphériques l'anéantisse sur place ou en disperse dans l'espace les éléments, de manière à neutraliser leur action.

Voici un passage intéressant d'un article que le prince Z. Zagiell, docteur en médecine au Caire, a publié sur le choléra qui vient de sévir sur l'Egypte. (*Gazette des hôpitaux*, 10 octobre 1865.)

« Au mois de mars 1865, dit notre honorable confrère du Caire, le choléra se leva des bords du Gange son lit perpétuel, et pendant vingt-deux jours, sans sortir du pays, prit le caractère épidémique ; ensuite, poussé par le vent sud-ouest, il prit son essor, se divisant en deux colonnes atmosphériques ; l'une s'avança vers l'Arabie, accompagnant les pèlerins indiens jusqu'à la Mecque et Médine, prenant parmi eux, pendant la durée du voyage, bon nombre de victimes ; l'autre, non moins terrible, s'avança par l'Afghanistan, vers Cachemire et la Boukharie, et de là se fraya un passage dans les provinces russes asiatiques, et en Russie d'Europe, accompagnant la caravane des négociants.

« La colonne sud-ouest ne s'arrêta que quinze jours sur l'Arabie, parce que le vent du sud (khamsin) et la chaleur tropicale sèche de l'Arabie Heureuse s'opposaient, par leurs conditions peu favorables, au développement et à la persistance du fléau.

« C'est alors que l'épidémie, entrant dans les rangs des pèlerins égyptiens, les suivit jusque dans leur pays de la même façon que les pèlerins indiens. Sa première halte fut à Alexandrie, ville humide, située entre la mer et le lac Mariotis, entouré de marais immenses, elle y séjourna trois semaines, effrayante, terrible ; avide de victimes nouvelles, elle fit irruption dans les villes et villages d'Egypte, y répandant le deuil et la mort.

« L'épidémie s'est maintenue à Alexandrie, dans son plus haut degré de force, pendant vingt-trois jours, tandis qu'au Caire et dans les autres villes d'Egypte, où la température est plus sèche, elle ne dura que douze jours ; après ce terme, l'épidémie commença à diminuer de jour en jour.

« Pourquoi l'épidémie suit-elle un courant d'air, pourquoi un quartier de la ville où se dirige le courant est-il plus attaqué que l'autre? pourquoi la saison humide, un pays bas, un hémisphère du nord, et les endroits marécageux, malpropres, resserrés, mal aérés, les hôpitaux surtout, sont-ils plus favorables au développement du choléra que les endroits secs d'un climat tropical et ceux d'une altitude de 400 à 800 mètres sur les montagnes calcaires?

« Sur cette question, qui est un mystère pour la science, nous pouvons répondre, à notre point de vue, qu'incontestablement les pays bas, humides, les endroits malpropres, mal aérés, les caves, les prisons, etc., où l'air contient au moins 4 pour 100 d'acide carbonique, atmosphère à demi fermentée, donnent naissance à différentes espèces d'animalcules, d'infusoires, source certaine, incontestable de l'épidémie dans certaines contrées, épidémie qui persiste jnsqu'à ce que l'air soit purgé de cette infection.

« En 1849 et 1852 nous avons observé en Russie que, dans tous les endroits bas et humides, dans les hôpitaux, dans les prisons, l'épidémie régnait avec une telle violence, que la majeure partie des individus habitant ces foyers empestés, servaient de pâture au fléau ; tandis que dans les endroits plus élevés, dans les terres sablonneuses, dans les villes et villages enveloppés de sapins, l'épidémie, comme repoussée, était presque impuissante, à tel point que malgré la présence du choléra pendant deux années dans ces contrées, plusieurs villes ainsi situées ont été protégées contre son atteinte.

« Autre exemple : le choléra s'installa à Pétersbourg pendant quatre années. Pourquoi ? parce que cette ville est bâtie sur les marécages, et qu'elle en est entourée comme d'une ceinture.

« Selon nous donc, les principales causes du choléra épidémique sont : une atmosphère où il y a prédominance d'acide carbonique et développement, dans cette condition, d'une certaine espèce d'animalcules différents de tous ceux qui entrent dans la composition normale de l'atmosphère.

« Ces animalcules, absorbés par les voies respiratoires, empoisonnent plus ou moins chaque individu respirant l'air où l'épidémie commence à se répandre, et augmentent en raison de la mortalité qu'ils accroissent à leur tour.

« La marche du choléra obéit à un courant d'air.

« Les navigateurs, d'après Ehrenberg, rencontrent souvent une pluie de poussière, contenant les débris de dix-huit espèces d'infusoires à carapaces siliceuses, à trois cent quatre-vingts milles marins de la côte d'Afrique et à la hauteur du Cap-Vert. Ce sont des faits historiques acquis à la science, que des cendres du Vésuve ont été transportées à Venise et en Grèce. En 1794, des cendres du même Vésuve enveloppèrent d'un nuage épais le fond de la Calabre, distant de cinquante lieues. En 1766, d'après Oloffen, les cendres du mont Hécla produisirent une telle obscurité à Glaumba, ville placée à cinquante lieues du volcan, qu'on ne pouvait s'y diriger qu'à tâtons. Les cendres du volcan de Consiguina, dans le Guatemala, ont été transportées en janvier 1835 jusqu'à la Jamaïque, éloignée de 1,200 kilomètres. De Candolle, pendant son séjour sur la côte de Bretagne, habituellement battue par les vents du sud-ouest, prétend avoir trouvé sur les arbres, à Quimper-Corentin, deux lichens, le *stricta crocata* et le *physicia flavicans*, qui n'avaient été trouvés qu'à la Jamaïque.

« Tous ces exemples ne sont-ils pas la preuve que les miasmes moléculaires, obéissant à la même force de locomotion, peuvent être aussi transportés d'un bout du monde à l'autre, par la force du courant d'air (avec tendance à suivre plus particulièrement la direction du nord-ouest), et chose digne de remarque, c'est que jamais on n'ait observé que la marche de l'épidémie fût contraire au courant; en

cela nous sommes d'accord avec les observations de
M. Marc d'Espine.

« Nous savons que le vent à peine sensible parcourt
par heure 4 kilomètres ; brise légère, 7 kilomètres ; très-
forte brise, 36 kilomètres ; vent impétueux, 54 kilomètres ; on comprend dès lors les différences de vitesse
dans le passage de l'épidémie d'un endroit à l'autre.

« Pourquoi l'épidémie, dans sa course, franchit-
elle, sans les atteindre, certaines villes et certains villages ? La raison en est bien simple : c'est que les
miasmes moléculaires poussés par un vent impétueux sont retenus éloignés de la terre, absolument
comme les sauterelles, qui, portées sur les ailes du
vent, traversent certaines localités sans y produire
le moindre ravage. C'est pour cela que nous voyons
toujours les premières attaques de l'épidémie se ma-
nifester pendant la nuit, parce qu'alors, en général,
le vent cessant, les molécules descendent vers la
terre, empoisonnant pendant le calme du sommeil
les habitants qui les aspirent[1]. »

Que faut-il donc faire ? Ici, nous touchons à la
question pratique, question importante, et de la solution de laquelle, si nous ne nous faisons pas trop
d'illusions, dépendra le salut des populations. Si
donc, au dire de tous les praticiens et des historio-
graphes, en tête desquels nous plaçons notre savant
confrère, M. Roche, le miasme cholérique a pris

[1] Les idées de notre honorable confrère du Caire sont en tout point
conformes à celles que nous nous sommes faites sur la propagation du
choléra, pendant les six épidémies dont nous avons été témoin.

naissance dans l'immense delta du Gange, c'est là où il importe surtout de modifier ce terrain fangeux ; et puis, ou mieux en même temps, agir pareillement sur les marais des divers états de l'Europe. Mais, objectera-t-on, le remède que vous indiquez, outre qu'il sera d'une exécution difficile, exigera un temps considérable et des dépenses énormes : cela peut être vrai, et nous ne nous dissimulons pas la gravité de l'objection. Mais si ces travaux sont jugés utiles, certes le génie de l'industrie qui, suivant que le nivellement des travaux l'exige, traverse au moyen de tunnels de plusieurs lieues, la base des plus hautes montagnes, qui réunit leurs cîmes ou franchit les fleuves à l'aide de ces ponts aériens dont la hardiesse et l'élévation semblent les avoir fait descendre de toute pièce des régions célestes, ce génie, l'homme enfin, qui fait tant de merveilles, saura bien trouver dans son intelligence féconde les moyens de conduire et d'exécuter les travaux que nous proposons. Ces travaux, comme tous ceux qui ont pour but l'assainissement d'un pays, comprendront deux opérations principales : 1° le desséchement des surfaces inondées, soit en agrandissant le lit principal des cours d'eau, soit en construisant des voies artificielles pour concentrer sur un ou plusieurs points les nappes d'eau qui forment des mares, ou pour les déverser dans une rivière voisine ; 2° l'inondation continuelle au moyen d'un système d'endiguement, dans le cas où l'égalité de niveau entre la mer et l'embouchure des rivières, comme pour le Gange, peut-être, s'opposerait à tout écoulement des eaux du fleuve dans la mer. Mais, en supposant ces travaux réalisables, par qui devront-ils être entrepris? Par tout le monde, car tous les peuples ont payé, payent et payeront encore un tribut mortuaire au choléra.

Les travaux que nous proposons, auraient bien certainement pour résultat de rendre à l'agriculture des terrains dont le produit compenserait amplement les sacrifices qui auraient été faits pour les dessécher et les assainir.

Les exemples que nous pourrions citer à l'appui de ces assertions seraient nombreux, et nous n'aurions que l'embarras du choix. Mais afin de stimuler le zèle de tous et de dissiper le doute d'un grand nombre, nous ne pouvons nous empêcher de mentionner les résultats récents obtenus en France par les travaux exécutés sous une auguste et intelligente impulsion. La stérilité et l'insalubrité de la Sologne et des Landes étaient proverbiales; des siècles ont passé, des générations ont végété sur ces terrains incultes et ingrats. Tout le monde le disait et le répétait; mais rien ne se faisait, et rien ne se ferait encore si l'Empereur, en traversant rapidement ces contrées, touché de leur aspect aride et de l'état misérable des habitants, n'en avait, avec l'intelligence qui préside à tous ses actes, conçu et ordonné la transformation. Quelques années encore, et là où il n'y avait que des mares, des jachères et une population chétive et étiolée, respirera l'abondance et la santé: et les générations futures du Berry et des Landes ne cesseront de bénir le nom auguste et si philanthrope qui leur aura créé un avenir si prospère. Voici à ce propos ce que disait notre savant et spirituel confrère M. Amédée Latour, qui s'est occupé avant tant d'ardeur de l'organisation des conseils d'hygiène ; après avoir fait ressortir, avec le talent qui le distingue, les services immenses que ces conseils pourraient rendre à la société, notre confrère ajoute : « Si par les mesures que ces conseils proposeront, ils entraînaient l'Etat dans des dépenses considérables, ces dépenses se retrouveront en partie dans le perfectionnement de l'agriculture et dans la diminution du nombre des malades, des morts et des orphelins. »

Chaque gouvernement nommerait donc une commission chargée d'étudier les points principaux du sol qui auraient besoin d'être assainis ; laquelle commission, composée d'hydrologues, d'ingénieurs des ponts et chaussées, et de médecins, aurait aussi pour mission de dresser un devis estimatif de tous les travaux et du plus ou moins de difficultés que présentera leur exécution.

Pour les travaux à exécuter sur les contrées arrosées par le Gange, ils devront, à cause de leur importance, faire exception, et il sera peut-être nécessaire que tous les Etats s'entendent avec le gouvernement anglais pour les conduire à bonne fin ; nous prévoyons déjà la grande objection qu'on ne manquera pas d'adresser à ce projet. Pour ce qui concerne le Gange, on dira que les débordements intermittents de ce fleuve étant la cause principale de la fertilité prodigieuse de ce pays, on porterait une grave atteinte à sa production si on dérangeait ces alternatives d'inondation et de desséchement. Mais comme la même cause engendre aussi les miasmes épidémiques, et que tous les peuples doivent être solidaires les uns des autres devant la santé générale, on mettra dans les plateaux d'une même balance les deux motifs, et on jugera si la santé de tous doit être sacrifiée à l'intérêt d'un seul.

Quant aux dépenses, nous voudrions, afin de donner plus de valeur et de popularité à ces opérations, que chaque gouvernement y participât selon sa position et ses moyens [1].

Maintenant ce point arrêté et convenu, il surgit, à propos du choléra, une question sérieuse qu'il est opportun de discuter et dont la solution faciliterait

---

[1] Le gouvernement hollandais a donné, dans ces derniers temps, un exemple frappant qui, en corroborant nos idées, prouve d'une manière victorieuse tout ce que peut la persistance du travail unie à une ferme volonté. Un grand lac, dit *mer de Harlem*, dont le voisinage était une cause incessante d'insalubrité pour le pays, vient, après des travaux actifs, et dont la persévérance est au-dessus de tout éloge, d'être complétement desséché. Or, ce lac n'avait guère moins de 30,000 hectares de superficie, c'est-à-dire, *neuf fois celle représentée par l'enceinte de Paris avant l'annexion, qui n'avait que 3,300 hectares.*

Je doute que dans les desséchements que nous proposons on trouve des terrains d'une étendue et d'une profondeur pareille à cette petite mer.

Le gouvernement hollandais, tout en détruisant cet immense foyer d'infection, a enrichi son pays de 30,000 hectares de bonne terre labourable, dont la valeur égale, si elle ne dépasse, les frais de desséchement.

beaucoup les opérations du congrès : Le foyer unique et primitif du choléra étant dans l'Inde, comment se fait-il qu'il soit resté confiné pendant des siècles dans ses limites originaires et que ce ne soit que depuis un siècle environ qu'il ait fait irruption et porté ses ravages dans les contrées éloignées?

Comme tout effet a sa cause, et comme c'est à la recherche de celle-ci que l'homme doit appliquer son intelligence, nous allons tâcher de donner les raisons qui nous semblent les plus propres à expliquer pourquoi le choléra, resté si longtemps stationnaire dans l'Inde, en est sorti pour venir jusqu'à nous.

Sous la domination des Tartares Mogols, les eaux qui sillonnent en tous sens ce vaste pays étaient retenues et confinées dans des étangs ou dans des canaux, au moyen de digues qui permettaient de les utiliser pour les besoins de l'agriculture, ou d'en déverser l'excédant à l'aide de canaux de dérivation dans le Gange ou le Brahmapoutra.

A cette époque, les miasmes qui se dégageaient des marais à choléra pouvaient bien produire à certains moments des épidémies plus ou moins meurtrières dans ces contrées ; mais leur quantité n'étant pas assez grande pour en saturer l'atmosphère, ils pouvaient être transportés à de grandes distances, sans y produire aucun effet malfaisant. C'est pour cela que les nations, même les plus voisines de l'Inde, sont demeurées si longtemps à l'abri de ce fléau. Or, comme tout pays à fièvre ou à épidémie

s'assainit par la disparition de ses marais, de même,
il deviendra plus insalubre si le nombre en aug-
mente.

Eh bien, nous trouvons dans l'histoire de l'Inde,
depuis l'occupation anglaise, des faits capables d'expliquer toutes les vicissitudes qu'a subies le choléra
depuis cette conquête.

Si l'administration de la Compagnie des Indes,
préoccupée d'autres intérêts, n'a pas surveillé et
entretenu le régime des eaux tel qu'il existait, celles-
ci, s'échappant des étangs et des canaux, auront fait
irruption dans les plaines immenses et y auront
formé de nouveaux marais, ou mieux de nouveaux
laboratoires putrides, vrais foyers d'infection et de
miasmes cholérifères.

Supposons que les centres infects se soient centu-
plés et plus, les miasmes qui s'en dégageront à certaines époques seront en si grande quantité et l'atmosphère en sera tellement chargée, que les courants
d'air, en les transportant à des distances considérables, pourront y provoquer, dans leur course, des
invasions épidémiques : de même, si la rafale miasmatique rencontre une grande agglomération de
voyageurs, des caravanes, etc., celles-ci pourront
s'en imprégner, l'entraîner avec elles et communiquer le choléra. Mais c'est là une cause de transmission très-secondaire, qui peut seulement favoriser la
propagation de la maladie, mais jamais la produire,
ni empêcher la course aérienne des miasmes.

Maintenant qu'on veut accorder une si grande

importance à cette influence des caravanes de pèlerins qui viennent des Indes pour se rendre à la Mecque, comment expliquera-t-on que ces pèlerinages,
qui se font tous les ans et aux mêmes époques, depuis
le commencement du douzième siècle, n'aient pas,
durant cette longue période, semé le choléra comme
on prétend qu'ils le font de nos jours sur les pays
qu'ils traversent, et que ce soit seulement depuis
quelques années qu'ils jouissent de ce triste privi-
lége?

Cependant alors, comme de nos jours, les secta-
teurs de Mahomet avaient le même point de départ
et le même point d'arrivée; ils suivaient la même
direction; alors, comme de nos jours, les pèlerins
avaient l'habitude d'offrir de nombreux sacrifices et
d'abandonner sur le sol, à la merci des éléments, les
cadavres des animaux; alors, comme aujourd'hui,
leurs habitudes, ainsi que celles des pays qu'ils tra-
versaient et où ils se rendaient, étaient aussi anti-
hygiéniques. Donc, les conditions étant identique-
ment les mêmes, pourquoi les caravanes ont-elles
joui d'une immunité si prolongée et pourquoi les
accuse-t-on si sévèrement à présent?

C'est donc, suivant moi, en dehors des caravanes
et des pèlerins, qu'il faut chercher la cause de cette
faculté qui, pendant plusieurs siècles, est restée à
l'état complétement négatif. Je la trouve, en atten-
dant mieux, dans les changements qui se sont opérés
dans le sol de l'Inde depuis l'occupation de ce pays
par les Anglais. Je vais citer, à l'appui de ma convic-

tion, les passages suivants extraits de l'ouvrage que
M. le comte de Warren, ancien officier supérieur de
l'armée anglaise dans l'Inde, a publié sur l'histoire
de ce pays. Voici ce qu'on y lit, pages 155 à 158 :

« L'administration anglaise, au lieu d'édifier, n'a
fait que détruire : les plus beaux fleuves du monde
qui, au moyen de canaux et de dérivations fertili-
saient et pourraient fertiliser encore d'immenses
régions, sont abandonnés à eux-mêmes et vont, après
avoir traversé des terrains stériles, en y formant des
marais, se perdre dans la mer et dans les sables ; non-
seulement on ne restaure pas ce qui était, mais on le
laisse se détruire en ne faisant rien de neuf ; chaque
année voit tomber en poussière quelque chaory et
s'écrouler quelques-unes de ces digues qui retenaient
depuis des siècles ces eaux bienfaisantes ; les flots
s'écoulent et les bassins tarissent ou sont comblés
par des alluvions ; la culture disparaît, les populations périssent, et pour peu que cela dure, le pays
retournera au désert.

« Trompé dans son espoir par le caprice des sai-
sons, le cultivateur avait du moins autrefois les
ressources qu'offraient sous les empereurs les manufactures indigènes qui occupaient tant de bras.

« Aujourd'hui, ces manufactures n'existent plus :
elles ont été persécutées, ruinées, anéanties, afin
d'éviter une concurrence fâcheuse pour celles de la
Métropole. Que de débouchés de moins ! que de nouvelles occasions de misère !

« Enfin, il y avait autrefois en dernier ressort les

travaux publics. Les Rajahs primitifs de l'Inde ou les conquérants Afghans et Mogols, cruels quelquefois pour les individus, signalaient au moins leurs règnes par des bienfaits envers les masses, par les prodigieuses constructions que l'on retrouve encore aujourd'hui à chaque pas, et qui sembleraient l'œuvre d'une race de géants; ces travaux faisaient circuler des millions et employaient des milliers d'hommes.

« Sous un ciel dont l'impitoyable sérénité, qui pendant sept ou huit mois, ne se voile jamais sous un nuage, dans un climat où la terre est six mois sans rosée, la seule ressource de l'agriculture, loin des inondations périodiques des fleuves, était de trouver ou de créer dans les bassins supérieurs des lacs artificiels où l'on pouvait puiser, comme dans d'immenses réservoirs pour les besoins de l'irrigation.

« D'une montagne à l'autre, en travers d'une vallée, on jetait une chaussée monstre qui la coupait en deux parties; les eaux pluviales de la partie supérieure s'élevaient contre cette énorme digue; un lac était ainsi formé, suspendu sur la plaine aride, qui se couvrait bientôt de moissons et de verdure. La population se créait rapidement autour de cette mamelle bienfaisante, où chacun venait s'abreuver, elle semblait pousser et se multiplier avec ses champs de Nelly. Le cultivateur ruiné, le journalier dans la misère, trouvaient dans ces constructions un travail, une subsistance assurée; mais presque tout ce que l'Inde possédait en monuments ou constructions

d'utilité publique remonte à ses princes indigènes ;
la Compagnie, jusqu'en 1843, c'est-à-dire pendant
près de soixante ans, n'avait pas ouvert un puits,
creusé un étang, coupé un canal, bâti un pont pour
l'avantage de ses sujets indiens ; elle n'avait pas
tracé une route, si ce n'est pour le passage de ses
armées, encore c'était ordinairement un ouvrage si
éphémère, que l'année suivante il fallait remettre la
main à l'œuvre.

« Les travaux des Indous et des Mogols, comme
ceux des Romains, étaient gigantesques et semblaient
faits pour l'éternité. Ceux des Anglais portent un
caractère de mesquinerie presque général et révè-
lent invariablement le principe de leur destruc-
tion.

« Si l'on pouvait croire que j'exagère, ajoute l'au-
teur de ce passage, c'est un témoignage anglais même
que j'invoquerais, celui de l'*India New's* (résumé
officiel de la statistique indienne publié chaque
mois) ; dans un article du 9 mai 1843, il dit offi-
ciellement que dans un seul district de la prési-
dence de Madras, celui de North-Arcoot, dans une
seule année, en 1827, le nombre des étangs crevés,
emportés et détruits par les inondations ne se mon-
tait pas à moins de *onze cents*, après que ce district
avait été sous la tutelle de l'Angleterre depuis un
quart de siècle ; et ainsi, ajoute-il, les districts en-
tiers sont dépeuplés et retournent à l'état de nature.

« Du temps des conquérants Mogols, un admi-
rable canal appelé le Doab, partant de Delhi et ferti-

lisant dans son parcours plus de deux cent milles de pays et qui était entretenu depuis avec tant de soins par les indigènes, est entièrement détruit, et ces contrées si fertiles et si salubres sont devenues maintenant le séjour des bêtes féroces et le réceptacle de quelques familles, vrais solitaires errant sous des ombrages funéraires. » (*India New's*, journal officiel, 1844.)

M. le comte de Warren et l'*India New's* n'ont écrit ces lignes qu'au point de vue administratif. Mais si ces observations eussent été faites au point de vue hygiénique, nul doute qu'on n'en eût déduit des conséquences aussi rigoureuses que celles qui en découlent naturellement et que nous en tirons nous-même. Si nous les rapportons, ce n'est nullement dans un but de critique, mais uniquement pour fixer l'attention sur elles. Nous ne saurions donc trop les recommander à l'attention des membres du congrès, dont la haute intelligence saura en apprécier la portée.

Quoi d'étonnant qu'après de pareils désordres survenus dans le régime des eaux, le sol se soit couvert d'un nombre considérable de nouveaux marais, et que ceux-ci, sous l'influence d'un climat dévorant et d'une production animale et végétale exubérante, soient devenus le centre d'autant de foyers infects ? Quel est le pays, la France même, si de pareils désordres s'y accomplissaient, qui pût résister à un régime aussi destructeur ?

Pourquoi les Anglais n'ont-ils pas fait dans cette

partie de l'Inde ce qu'ils ont fait dans l'île de Bombay ?—les habitants de cette île avaient la funeste habitude de fumer leurs cocotiers avec des poissons qui bientôt se putréfiaient; les bords de l'île étaient couverts de marais salants abandonnés par l'oisiveté et l'insouciance des habitants : les miasmes que dégageaient ces foyers d'infection étaient si malsains, que cette île était regardée comme l'une des plus inhabitables et l'une des plus funestes à la santé ; — mais depuis que les Anglais y ont surveillé l'agriculture et qu'ils ont aussi amélioré l'état du sol, elle est devenue une station des plus agréables et des plus saines. Mais ce qui est digne d'être remarqué, c'est que pendant cette longue période d'insalubrité, on ne cite pas d'exemple que le choléra s'y soit produit spontanément.

Les ouvrages de Lind, de Sir J. Sainclair, de M. L. Valentin, de M. de Humboldt, etc., contiennent une multitude de faits semblables et variés à l'infini, qui tous attestent cette influence funeste des miasmes marécageux, sans laquelle, suivant Lancisi, il ne s'est jamais manifesté de fièvres pestilentielles.

Un point sur lequel tous les praticiens sont maintenant d'accord, c'est que le choléra est produit par des émanations miasmatiques qui ont leur foyer principal d'élaboration dans la partie de l'Inde limitée par l'immense delta du Gange et du Brahmapoutra.

D'ailleurs, il est bien prouvé aussi que chaque pays, selon sa constitution géologique, sa température, ses cours d'eau et la nature de ses produits, présente des maladies différentes ; c'est là une vérité banale qui a été signalée par Hippocrate et bien avant lui, très-probablement aussi.

En dehors des maladies ordinaires, appartenant à chaque climat et à chaque individu, il en est au moins quatre qui règnent, à certaines époques, sous forme épidémique et qui deviennent le fléau des populations exposées à leur délétère influence.

C'est ainsi que nous voyons la fièvre jaune en Amérique, les fièvres intermittentes en Afrique, la peste en Egypte et le choléra dans l'Inde ; ces quatre maladies qui prennent trop souvent la forme épidémique, dépendent tellement d'une cause spéciale, qu'elles ne sauraient jamais se produire sous l'influence d'aucune cause en dehors du foyer primitif où leur élément s'élabore.

Ainsi quels que soient les foyers accidentels de putréfaction de matières végétales ou animales qui se produisent en dehors de leur foyer primitif, soit naturellement, soit par l'incurie des populations, jamais on ne verra leurs émanations engendrer le choléra en Amérique, ni la fièvre jaune en Asie.

C'est donc une erreur de croire que les nombreux cadavres d'animaux abandonnés sur le sol par les caravanes qui traversent le désert pour arriver à la Mecque, puissent, par leur putréfaction, donner naissance au choléra ; tout au plus pourraient-ils, à cause du voisinage du delta du Nil et des marais de la Basse Egypte, favoriser le développement de la peste endémique de ces contrées. Mais ici, comme pour le choléra dans l'Inde, cette maladie ne peut se produire que par l'action des miasmes qui se forment et qui se dégagent des foyers spéciaux et jamais par l'influence des émanations, si putrides qu'elles soient, provenant de la décomposition des cadavres d'animaux abandonnés sur le sol.

S'il en était ainsi, l'Afrique entière, et tous les pays pratiquant l'islamisme, seraient en tout temps exposés à ces épidémies, puisque les Musulmans n'enterrent jamais les animaux morts.

Les causes d'insalubrité et d'infection, dit Clot-Bey, sont insuffisantes pour donner raison du développement de la peste. Nous avons donc admis des causes spéciales épidémiques semblables à celles que produisent le choléra dans l'Inde, la fièvre jaune en Amérique, etc. (*De la Peste*, page 233). Desgenettes, Larrey, Hamont, Aubert, Roche, etc., ont émis la même opinion.

Voici un autre exemple qui prouvera que de telles émanations ne sont pas aussi nuisibles qu'on le suppose.

Tout le monde sait qu'en Amérique, surtout dans les immenses plaines arrosées par la Plata, il se fait un grand commerce de cuirs expédiés pour l'Europe; des milliers de bœufs sauvages sont abattus et dépouillés, toujours le plus près possible des habitations; tous les ans, à certaines époques, la terre est jonchée, dans une étendue très-considérable, de cadavres d'animaux, dont la décomposition est abandonnée à l'influence de tous les éléments.

Eh bien ! malgré ces odeurs infectes, dont l'atmosphère est imprégnée à des distances énormes, les populations ne sont presque jamais aux prises avec aucune maladie épidémique sérieuse.

L'innocuité de ces émanations peut s'expliquer par la raison que les chairs se dessèchent en se putréfiant sous l'influence d'un soleil très-ardent et au contact d'un sol chaud et sablonneux, qui ne peut s'imprégner des parties liquides, et n'en a pas le temps, à cause de la grande élévation de la température.

Ceci démontre que pour que le miasme acquière ses qualités malfaisantes et spécifiques, il faut qu'il soit le résultate d certaines combinaisons chimiques et atmosphériques spéciales, que je laisse à plus savants que moi le soin d'expliquer.

La conséquence de ces observations est que l'on aura beau obliger les caravanes à enterrer les animaux, ces mesures, quoique très-hygiéniques et très-rationnelles, n'empêcheront pas les invasions du choléra ; elles pourront tout au plus en diminuer l'intensité.

On voit donc que si on veut obtenir un résultat vraiment important, il faut aller attaquer le choléra dans sa source, comme nous avons attaqué les fièvres intermittentes en Algérie, et comme on attaquera sans doute la fièvre jaune en Amérique.

Un des membres les plus distingués de l'Académie

de médecine, M. Roche, avait eu comme moi, en 1849, l'idée d'aller attaquer le choléra dans l'Inde, à sa source primitive. Et tous les publicistes qui avaient traité alors cette idée d'utopie rivalisent maintenant de zèle pour en proclamer la valeur et la justesse.

Le desséchement des terrains marécageux opéré, il surviendra bientôt quelques difficultés. Personne n'ignore combien les terrains nouvellement des-séchés sont fertiles, et combien sont abondantes les récoltes qu'on leur confie. Aussi cette fertilité ex-citera-elle probablement la convoitise de tout le monde, et des propriétaires riverains surtout. Mais si on a soin d'ajouter à la réglementation que la propriété de ce terrain sera acquise de droit à celui ou à ceux qui en opéreront le desséchement, toute contestation deviendra impossible. Ainsi, si l'Etat se charge de cette opération, il pourra re-vendre ces terrains à son profit pour se dédommager de ses dépenses; si ce sont les communes, elles en bénéficieront à leur guise. J'ai ouï dire à des hommes expérimentés, que les bénéfices qui résulteraient de pareilles opérations feraient trouver facilement, à tous les gouvernements, des compagnies qui s'en chargeraient moyennant quelques garanties peu dispendieuses: c'est là une question sérieuse que ni le temps, ni les circonstances, ne nous permettent de discuter en ce moment.

D'ailleurs, Messieurs, aux grands maux les grands remèdes; si la société reproche à la médecine de manquer de moyens contre le choléra, la médecine

à son tour sera en droit de répondre : Nous vous
en proposons un, c'est à vous de le mettre à exécution.

En présence des désastres que l'épidémie occa-
sionne chez tous les peuples, et des grandes pertur-
bations physiques et morales qui en résultent, le
moyen que j'ai proposé il y a quinze ans vaut bien
la peine d'être étudié, d'autant que si M. de Warren et l'*India News* sont dans le vrai, le remède
ne paraît pas d'une application aussi difficile qu'on
le suppose, et que je le supposais moi-même, puisqu'il s'agirait seulement de remettre le sol dans les
mêmes conditions où il était, en supposant (ce que
je ne peux croire) qu'on ne puisse mieux faire pour
mettre l'Europe à l'abri de ce fléau.

Tels sont les problèmes hygiéniques, sauf de lé-
gères additions, que nous avions présentés à l'Académie de médecine en 1850 et au Congrès scientifique
d'Arras en 1853[1]. Et nous sommes heureux de les voir
prendre aujourd'hui en si sérieuse considération.

Nous nous applaudissons surtout de ce que le
projet d'aller attaquer le choléra dans sa source,
considéré alors comme un rêve impossible, reçoive
maintenant l'approbation générale et surtout celle
du corps médical de tous les pays.

---

[1] Mémoire sur la nécessité de réunir un Congrès sanitaire universel,
afin d'arriver aux moyens d'arrêter la marche du choléra. (*Revue médicale*, 1853.)

CONCLUSIONS.

Les conclusions qui se déduisent des observations qui précèdent peuvent être exprimées de la manière suivante, et se résumer ainsi :

1° Le choléra, natif et originaire de l'Inde, ne saurait se produire en d'autres contrées, sans que des germes de cette maladie n'y aient été apportés par les courants atmosphériques ou toute autre cause.

2° Si on organise des moyens hygiéniques pour combattre ce fléau, il faut nécessairement les diriger vers le pays d'où il vient et les appliquer à la source même où il se développe.

Partout ailleurs, ces mesures, si complètes et si intelligentes qu'elles soient, ne sauraient avoir qu'un résultat presque nul.

3° Ce ne sont pas les cadavres des animaux abandonnés sur le sol par les caravanes des pèlerins, non plus que l'habitude qu'ont les Indous de jeter la plupart de leurs cadavres dans le Gange, qui peuvent ou qui ont dû provoquer les irruptions de cette épidémie, puisque ces habitudes existent de temps immémorial chez ces peuples, et que le choléra n'a fait son apparition en Europe, en Afrique et en Amérique, que depuis la fin du siècle dernier.

4° La cause de ces irruptions, devenues si fréquentes et si meurtrières, est donc ailleurs. C'est en la cherchant que je crois être parvenu à celle ou du moins à une de celles qui ont pu contribuer le plus à provoquer ce triste et si lugubre résultat.

5° Le problème le plus important, selon moi, qu'aura à résoudre le congrès, sera donc le suivant :

Pourquoi le choléra est-il demeuré pendant des siècles à l'état endémique et stationnaire dans l'Inde, et pourquoi en est-il sorti, les conditions atmosphériques étant d'ailleurs les mêmes, ainsi que les mœurs et les habitudes des Indous et des pèlerins? — Question dominante de laquelle découleront toutes les mesures ultérieures qui devront être discutées et définitivement adoptées.